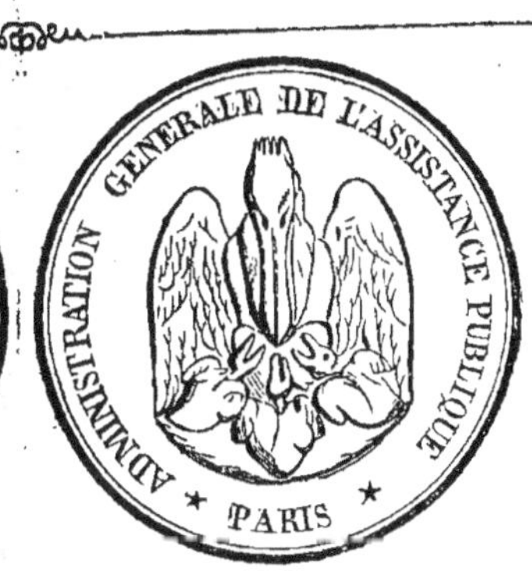

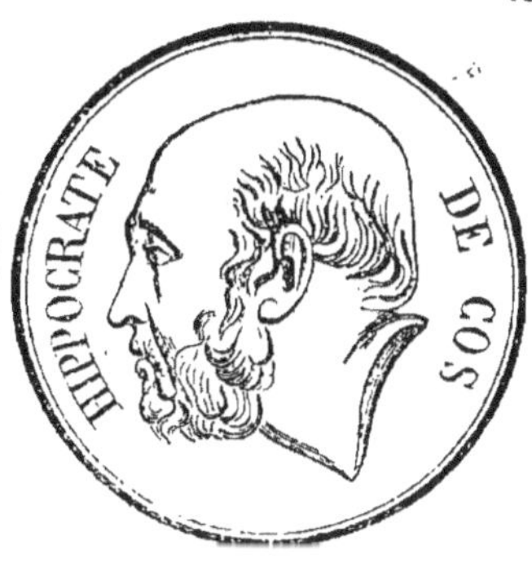

NOTICE

PRIX : **50** c.

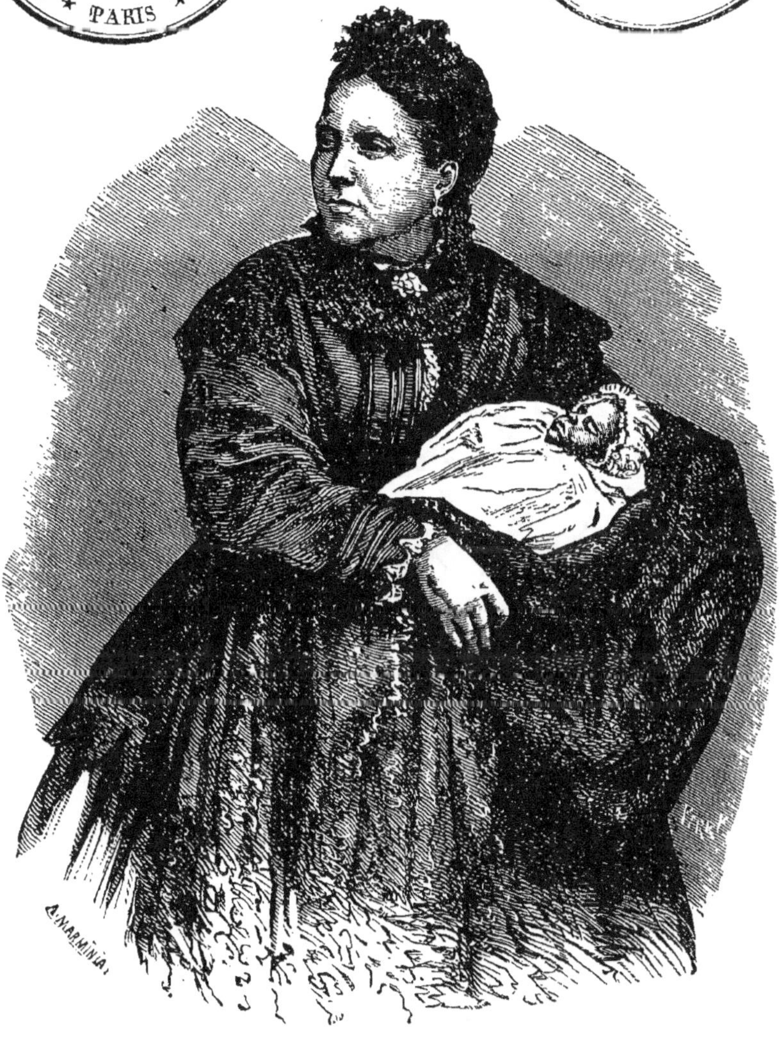

Mlle BERTIN

Avenue d'Orléans, 36 (Paris-Montrouge)

NOTICE

SUR LES

SOINS A PRENDRE A L'ÉGARD DES NOUVEAUX-NÉS

ET SUR

L'ÉDUCATION DE L'ENFANT PAR SA MÈRE

suivie d'un Rapport sur les propriétés des plantes

PAR

MLLE ALEXANDRINE BERTIN

SAGE-FEMME ET HERBORISTE

MÉDAILLÉE

Demeurant à Paris, Avenue d'Orléans, n° 36

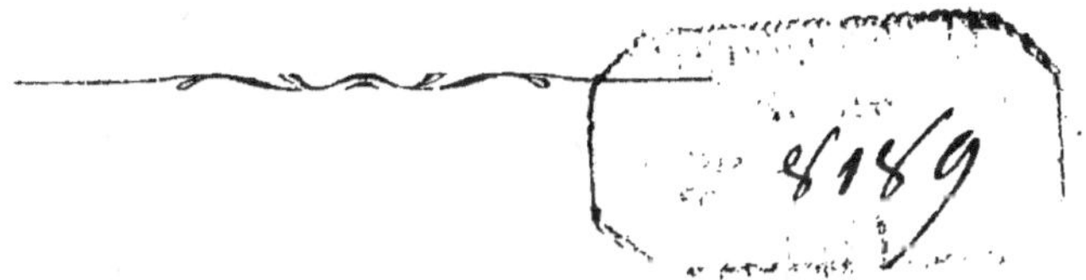

CONSIDÉRATIONS GÉNÉRALES

Sous l'Empire, un Ministre de l'Instruction publique, dans son discours d'entrée au pouvoir, annonça qu'il se proposait de donner des hommes à la Société en fortifiant les études et leur imprimant une meilleure direction. Le but que se proposait ce haut fonctionnaire est assurément louable à tous égards ; mais, pour l'atteindre d'une manière aussi complète que possible, la sollicitude pour le sujet, ne doit pas se borner à l'instruction et ne commencer à avoir cours qu'au temps de la pension et du collége. C'est dès la plus tendre enfance qu'il faut débuter.

Il est aujourd'hui avéré que la force de l'intelligence et la sanité d'esprit, ont de grandes corrélations avec la santé du corps.

Dans tous les temps, on s'est préoccupé des bons soins à donner à l'enfance. De nos jours, plusieurs Sociétés se sont formées à cet effet, par l'initiative d'hommes généreux, de philantropes, poursuivant le noble but de former des hommes à la patrie.

Ainsi, dès le berceau, il est urgent de se préoccuper de l'éducation matérielle de l'enfant, appelée à jouer un si grand rôle dans les destinées et l'avenir du pays, il faut prendre l'homme à sa naissance pour en faire un sujet robuste et vigoureux, pour modifier sa constitution dans le cas où elle serait viciée dès le sein de la mère.

C'est à l'égard de l'enfance surtout que l'observance sévère des lois est nécessaire.

Cette chétive et frêle créature qui vient de naître, a besoin d'être protégée contre les nombreuses maladies qu'elle est susceptible de contracter par le manque des premiers soins.

Les statistiques prouvent que notre population est en décroissance, que la mortalité des enfants atteint des proportions de plus en plus grandes. La France a pourtant besoin de tous ses enfants; et j'ai lu quelque part, que celui qui trouverait le moyen d'augmenter d'un million le chiffre des habitants, ferait davantage pour la prépondérance de la France, que le plus grand des conquérants.

Cette grande mortalité des enfants provient de deux causes principales : 1° de la trop grande sévérité de nos mœurs pour les filles-mères, de là l'infanticide se pratique sous toutes les formes, et surtout par inanition, ce qui échappe à la loi ; 2° de l'allaitement mercenaire ; car il est prouvé que les enfants élevés au sein de leurs mères, résistent en très-grand nombre aux épidémies qui se déclarent, tandis que ceux qui sont allaités par des nourrices, élevés au biberon où d'une manière mixte, succombent en masse sous l'influence de l'épidémie.

Grossesse.

Les principales précautions que les femmes enceintes doivent prendre pour préserver leur santé, ainsi que pour prévenir des accidents fâcheux à l'égard du fœtus qu'elles portent, sont les suivantes : Elles doivent cesser de se livrer à des exercices violents, éviter tous les mouvements brusques ; supprimer le corset et porter des vêtements assez larges pour que l'abdomen soit à l'aise ; marcher beaucoup dans les derniers temps de la grossesse ; mais toujours bannir de leur alimentation la nourriture trop excitante ou trop épicée.

Accouchement.

Au terme de la grossesse et aux premières douleurs, on doit se hâter d'appeler la sage-femme..... C'est elle qui est chargée de donner les premiers soins à la mère et à l'enfant, et de diriger sa toilette. Dans le cas où l'accouchement présenterait des difficultés sérieuses, tellesque bassin vicié ou vie de la mère et de l'enfant en danger, la sage-femme doit prévenir la famille, qui aussitôt réclame l'art d'un médecin. Mais pour les accouchements naturels, toujours de la compétence d'une sage-femme, il paraît ridicule et même tant soit peu *immoral,* de la remplacer par un accoucheur, ainsi que cela se pratique dans certaines familles.

Berceau du nouveau-né.

Ce berceau doit se composer : 1° d'une paillasse remplie de varech ; 2° de deux ou plusieurs paillassons composés de fougère mâle ; 3° d'un oreiller de capillaire, plante plus douce que la fougère. La science a reconnu que ces plantes ont pour effet d'aider beaucoup au développement de la force du jeune enfant, d 'éviter le ramollissement des os, et par là, seconder l'œuvre de l'ossification, qui n'est complète qu'à l'âge de sept ans environ.

Allaitement.

Lorsqu'il n'y a pas d'empêchement de force majeure, c'est la mère qui doit nourrir son enfant. C'est un devoir auquel la nature l'attache par un plaisir. Elle ne pourrait d'ailleurs transgresser cette loi naturelle sans quelque danger pour elle, car il est prouvé que la mère, qui ne nourrit pas, est plus susceptible d'être atteinte de la péritonite, maladie généralement mortelle chez les femmes en couche.

Mais si l'expérience, la science, l'histoiae et le bon sens tout à la fois, proclament que c'est l'allaitement maternel qui est le meilleur, il n'en est pas moins vrai qu'il est des cas où l'enfant doit être privé de ce bienfait. Les filles-mères, par exemple, sans ressonrce, et abandonnées par leurs séducteurs, ont droit à beaucoup d'indulgence sur ce point, si elles sont par elles-mêmes dans l'impossibilité matériclle d'élever leur enfant.

Sevrage.

Le lait doit être l'aliment exclusif de l'enfant pendant les premiers mois qui suivent sa naissance. Vers le cinquième mois, il faut lui donner à sucer une croûte de pain et lui faire boire un peu d'eau rougie sucrée. Plus tard on lui fait prendre du lait de vache et de petits potages au maigre.

Le sevrage est communément pratiqué au dixième mois de l'allaitement, ou un peu plus tard si quelque maladie l'exige, et surtout la dentition, quand son évolution n'est pas complète. Il est bon d'attendre que le travail de la dentition soit fort avancé ou presque terminé pour entreprendre le sevrage, car il est certain que pendant la période dentaire, le sein est une grande consolation pour l'enfant qui s'y attache avec ardeur et y trouve beaucoup de soulagement pour sa souffrance. En général, il ne faudrait guère supprimer l'allaitement qu'à la sortie des dents canines.

Le régime alimentaire de l'enfant après le sevrage doit être simple et composé des substances les plus délicates de la nourriture de famille. Point d'aliments de haut goût ni fortement épicés. Il convient que le jeune enfant récemment sevré fasse plusieurs repas par jour; s'il mange peu à la fois, il doit manger souvent. L'alimentation souvent répétée et le sommeil prolongé lui sont absolument indispensables.

Il est inutile d'ajouter que les jeunes enfants doivent toujours être tenus dans la plus grande propreté et vivre dans des lieux secs et bien aérés.

Vaccination.

L'enfant doit être vacciné le plus tôt possible après sa naissance, surtout en temps d'épidémie, mais au moins toujours dans les premiers mois de la vie. La vaccination bien faite est le seul préservatif contre la petite vérole. Elle peut être pratiquée en toute saison. C'est une opération sans danger et utile à tous les âges. Pour être sûr que la vaccination a bien réussi il faut, huit jours après faire examiner le vacciné par un médecin ou par une sage-femme, car autrement il faudrait ne pas negliger de recommencer l'opération.

Maladie des enfants.

Le *rachitisme* et la *syphilis* sont deux maladies que l'enfa n peut contracter dès le sein de sa mere.

Le *rachitisme* est une maladie générale du système os seux elle consiste principalement dans le ramollissement des os, d'où il résulte un très-grand nombre de déformations du squelette. Cette maladie se développe quelquefois chez le fœtus, lors même que la santé de la mère ne parait pas altérée Mais le rachitisme est surtout une maladie de la première enfance qui apparaît ordinairement entre le troisième et le quinzième mois ; elle est généralement produite par la mauvaise alimentation, l'habitation des lieux froids, humides et privés de lumière. On l'observe principalement chez les enfants des pauvres, qui sont sevrés de trop bonne heure.

La *syphilis* est une maladie générale engendrée par un virus qui s'attaque aux lois de nutrition et de la vie. Elle débute par un chancre aux parties génitales, et le plus souvent à la bouche, au visage et sur le corps.

La syphilis peut être héréditaire ; elle provient quelquefois d'un père ou d'une mère ou même de tous deux ensemble qui ont cette maladie invétérée. L'époque à laquelle les symptômes syphilitiques se montrent chez le fœtus qui a reçu le germe par hérédité, est vers le deuxième ou troisième mois de la grossesse. Rien de plus commun que de voir une mère syphilitique douner naissance à un enfant d'abord bien constitué en apparence, et qui au bout d'un mois ou six semaines est pris par cette maladie.

Dans la syphilis héréditaire, le premier danger, sans compter les conséquences qu'il entraîne, c'est la mort du fœtus avant son terme et son expulsion par avortement.

C'est surtout dans les grands centres de population que cette maladie est commune et fait d'immenses ravages.

Parmi les autres maladies que les jeunes enfants sont susceptibles de contracter, les principales sont : la dentition, les vers intestinaux, le muguet, le croup, la coqueluche, la rougeole vulgaire.

Dentition.

Au moment de la dentition, les gencives de l'enfant sont généralement rouges et gonflées, ce qui lui cause une douleur très-vive, et qu'il manifeste par des cris inaccoutumés à chaque accès. Dans ces circonstances la slaivation est très-considérable ; elle coule hors de la bouche avec abondance, et le jeune enfant porte sans cesse les mains à ses gencives comme s'il voulait indiquer le siége de sa souffrance.

Quand l'enfant se trouve dans cette position, il faut lui laver la bouche avec un liquide adoucissant. On peut aussi lui donner à mordre un morceau de guimauve ou de racines de réglise.

Vers intestinaux. — Ces vers tourmentent la plupart des enfants, surtout lorsque ces derniers sont parvenus à la seconde enfance.

L'usage exagéré des fruits et des légumes, du lait même, favorise le développement des vers intestinaux. Ils apparaissent surtout en été et dans l'automne. La perte de l'appétit, l'état blanchâtre de la langue, la face pâle, les yeux entourés d'un cercle bleuâtre, de fréquentes démangeaisons aux narines, sont les principaux pronostics de la maladie causée par ces vers.

Pour les enfants sujets aux vers intestinaux, il faut une bonne nourriture, de laquelle doivent être exclus les fruits verts et la trop grande quantité de laitage.

Le **Muguet**, désigné quelquefois sous les noms de **Mille** et de **Blanchet**, consiste en un produit de nature cryptogamique, qui se développe sur la muqueuse en forme de petit points blanchâtres.

Le Muguet est une maladie des enfants du peuple, des enfants mal soignés, mal entretenus et alimentés au verre et au biberon plutôt que par une bonne nourrice.

On observe cette maladie surtout en hiver et dans les temps humides. C'est une affection de tous les âges, mais cependant plus fréquente chez les enfants à la mamelle qu'à toute autre époque de l'existence.

Le Muguet n'est pas contagieux à la manière des maladies infectueuses, comme la Variole; mais il se propage comme certaines maladies de peau : la Gale ou la Teigne.

Le **Croup** est une maladie du larynx, dans laquelle la muqueuse, enflammée, est couverte d'une *fausse membrane*. Elle se développe surtout chez les enfants, plus fréquemment chez les garçons que chez les filles. On l'observe chez les nouveaux-nés et chez les enfants à la mamelle.

Le Croup est une affection épidémique qui se révèle surtout dans les petites localités.

Les jeunes enfants qui sont affectés de cette maladie ont quelques malaises, un peu de fièvre; ils ont mal à la gorge, leur voix est enrouée et ils toussent. A mesure que la maladie fait des progrès, la toux devient rauque, sourde et suivie d'une espèce de sifflement.

Pour enrayer cette terrible maladie, les médecins recommandent d'employer des frictions mercurielles sur la partie supérieure de la poitrine, les aisselles, la face interne des bras et des cuisses, et le calomel à l'intérieur. Ce médicament favorise l'expectoration et le rejet des fausses membranes. La toux alors diminue et perd son caractère spécial, à mesure que cesse la gêne de la respiration.

La **Coqueluche** est contagieuse et quelquefois épidémique. Elle est caractérisée par une toux convulsive, revenant par quintes fréquentes plus ou moins prolongées.

La Coqueluche se rencontre presque exclusivement chez les enfants, depuis la naissance jusqu'à la seconde dentition. Les filles paraissent plus disposées à contracter cette maladie que les garçons, c'est le contraire du Croup.

Cette affection se montre presque indifféremment dans tous les temps de l'année et dans les climats les plus opposés.

C'est sous l'apparence d'un simple rhume que débute la Coqueluche. L'enfant devient triste, abattu et assoupi; ses yeux sont rouges et larmoyants; sa face est bouffie et il a des éternuments fréquents.

La Coqueluche est difficile à guérir; heureusement qu'elle

n'est pas mortelle. Sa durée est difficile à préciser; elle varie entre quelques jours et plusieurs mois. Elle se prolonge quelquefois pendant six mois; mais la moyenne est trois mois : six semaines en augmentant, et six semaines en diminuant.

Le seul préservatif de cette ennuyeuse maladie, c'est l'isolement; car, comme nous l'avons dit, elle est surtout contagieuse.

La **petite Rougeole** se manifeste, sur le front et sur le visage, par de petites taches rouges, semblables à des morsures de puces, qui s'étendent à la partie supérieure du corps et sur les membres. La toux, la fièvre, la difficulté de respirer sont les conséquences de cette affection, ainsi que le larmoiement et l'envie continuelle de dormir.

Il faut tenir l'enfant atteint de cette maladie au milieu d'une température assez élevée, et calmer sa toux au moyen de potions gommeuses et de boissons émollientes.

Après la Rougeole, il y a des médecins qui donnent un purgatif aux enfants.

Il est fort important, dans tous les cas, que les malades guéris de la Rougeole ne sortent pas trop tôt, si l'on ne veut les exposer à une rechute qui pourrait se transformer en une affection pulmonaire très-dangereuse à notre époque traversée par tant de viscissitudes, on signale parfois comme un des signes du temps les les défaillances du sentiment moral. Voulez-vous rallumer dans les âmes le culte du devoir ! Commencez par les mères.

Plus soucieuse que nous le sommes de former des citoyens, l'antiquité païenne comprenait mieux ses obligations sociales. L'éducation de l'enfant était envisagée comme une œuvre nationale. Le bonheur d'être mère était un objet d'envie, et la naissance du nouvel être était saluée par des réjouissances publiques; la joie des mères y éclatait par des signes extérieurs ; la porte de la maison était ornée de fleurs.

Pauvres mères aux prises avec les dures nécessités de la vie et qui n'attendez qu'une main secourable pour remplir le plus cher et le plus désiré des devoirs ! ce n'est pas à vous que je m'adresse. C'est à vous, imprudentes jeunes femmes, avides d'une dangereuse liberté, et qui sacrifiez à des séductions menteuses les incomparables jouissances de ce doux esclavage. Ces suffrages que vous recherchez avec tant d'ardeur et que le monde prodigue pourtant sans mesure, ces louanges perfides, ces trompeuses promesses que suivent souvent de coupables entraînements, tout cela vaut-il le premier sourire de votre enfant et l'ivresse sans mélange de ses premiers baisers !

Le don de plaire vous est échu en partage. La nature prévoyante a fait des attributs de la maternité votre plus belle parure. Prenez garde ! ce n'est jamais impunément qu'on élude ses lois. Dans l'admirable machine qu'on appelle le corps humain, il n'est rien d'inutile ; chaque partie de l'ensemble a son rôle à remplir ; l'activité d'un organe est la condition même de son existence ; quand le mouvement s'y arrête, les actions nutritives se ralentissent, il s'amoindrit ; la vie l'abandonne peu à peu, et il disparaît dans les générations futures.

Femmes, qui connaissez si bien le pouvoir de charmer et qui, pour obéir à l'irrésistible désir de plaire, ne craignez pas de recourir à de faux simulacres, vaines amorces, mensonges d'un jour auxquels succèdent d'amers lendemains, voulez-vous être vraiment belles et transmettre à vos filles les dons naturels que vous avez reçus vous-mêmes, méditez ces paroles et sachez qu'en Géorgie, cette terre classique de la beauté, toutes les femmes y remplissent leurs devoirs de mère !

Un mot encore. Vous avez pris une nourrice ; elle est près de vous ; il fallait vivre ; elle a embrassé son enfant ; elle a essuyé ses larmes, et puis elle est partie. Privé du lait maternel, que va devenir le pauvre abandonné ; l'allaitement artificiel, un sevrage anticipé, les aliments de l'homme fait prématurément offerts à des organes impuissants, germes de mort rapide ou d'une misérable existence, tel est son lot.

Ce n'est un mystère pour personne : l'effrayante mortalité de

70 à 80 pour 100, signalée dans certaines contrées de notre pays, frappe tout particulièrement sur ces jeunes déshérités, malheureuses victimes qui ne rachètent une existence qu'aux dépens de la leur. Le sort des petits Chinois a le don de vous émouvoir ; un peu de pitié, s'il vous plaît, pour les enfants de notre France ! Les médecins et les sages-femmes peuvent beaucoup : ici, pas de complaisantes faiblesses ; il ne faut plus qu'on puisse dire encore ce que Jean-Jacques Rousseau écrivait de son temps, « que les médecins acquièrent leur réputation par les « femmes, parce que c'est par eux qu'elles font leurs volontés. » La maladie n'épargne personne, et les mères n'en sont point exemptes, on ne le sait que trop ; ce n'est parfois qu'au prix de leur existence que s'ouvrent pour l'enfant les sources de la vie. A ces enfants sans nourriture, à ces enfants sans mère, qui donnera l'aliment ; sans doute, il y a quelque part une malheureuse qui pleure son nouveau-né. Désormais inutile le lait qu'elle porte dans son sein, voilà l'aliment sauveur ; mais où la chercher, où la trouver ? le temps presse et l'enfant n'attend pas. Une autre se présente, qui porte dans son sein l'enfant qu'elle a nourri ; la santé éclate sur son visage et l'état florissant de son nourrisson témoigne aussi pour elle. Une année s'est écoulée depuis le jour où elle est devenue mère ; elle peut sans crainte déposer son précieux fardeau entre des mains amies ; il n'a plus rien à redouter d'une alimentation nouvelle ; puisqu'il vous faut chercher une nourrice, voilà celle que vous pouvez choisir d'une conscience tranquille ; votre enfant ne périra pas et le sien sera sauvé.

L'enfant attaché à sa mère par les liens de la circulation, avant de naître, reçoit le sang des aliments tout préparés. Quand il a vu le jour, c'est encore par l'intermédiaire de sa mère qu'il doit les recevoir ; le lait renferme sous la forme la mieux appropriée et dans les proportions les plus convenables les éléments complets ; il est l'aliment par excellence ; à lui seul il suffit, et il est le seul qui convienne à l'enfant ; tous les autres sont dangereux ; voilà ! voilà ! ce qu'il faut que les mères sachent bien ; voilà ce qu'on ne saurait trop répéter, car on l'oublie sans cesse. Ce n'est que plus tard qu'il quittera le sein maternel pour faire usage d'une nourriture nouvelle que les dents qui ont poussé lui permettront de diviser et de digérer.

—

LA REINE BLANCHE.

Autrefois le rang le plus distingué ne dispensait pas une mère de nourrir son enfant, tant on était persuadé que le lait maternel convient seul au nouveau-né, l'abbé Barthélemy rapporte à ce sujet, un trait de la vie de saint Louis, que toutes les femmes devraient connaître.

La Reine-Blanche voulut être la nourrice de son fils, un jour que la Reine avait un accès de fièvre, une dame de qualité, qui pour lui plaire ou pour l'imiter, nourrissait aussi son fils, touchée de compassion pour les pleurs du petit Louis qui avait faim, lui donna la mamelle, la reine l'ayant su en fût si fâchée qu'elle fit rendre le lait à l'enfant en lui passant les doigts dans la bouche, ne voulant pas dit-elle qu'une autre femme eût le droit de lui disputer sa qualité de mère.

(Extrait de l'Almanach des jeunes mères et des nourrices.)

Le but que je me suis proposé en présentant au public des plantes médicinales, indigènes et exotiques, tant vertes que sèches dans divers états, soit d'herbier pour l'étude, soit à l'état de dessiccation pour l'usage médical, partie pratique, toutes appartenant à des familles de plantes très-variées par leur organisation, leur forme, leur principe thérapeutique, est de faire voir aux personnes qui désirent s'instruire combien cette science admirable, pleine de charme et d'intérêt, mérite d'être étudiée avec le plus grand soin. Combien de plantes toutes bienfaisantes telles que les *Malvacés*, toutes plantes émolientes, pas une dangereuse ; tandis qu'à côté, par exemple, les *Euphorbiacées*, toutes ou une grande partie purgatives, exemples les *Euphorbes*, le *ricin* et bien d'autres ; les *Anacardiacées* dans lesquelles se trouve le sumac-vénéneux (rhus toxicodendron), qui est un poisson mortel ; dans la famille des *Ombellifères*, nous avons le *persil* cultivé et le *cerfeuil* servant à l'alimentation ; mais par défaut de connaissance et de prudence, vous pouvez y trouver mélangé dans les semis de la *petite ciguë*, æthuse des chiens (æthusa cynapium) ; ensuite, nous avons dans cette famille la *grande ciguë* (conium maculatum), poison violent, dont, au rapport de l'histoire, Socrate, fils d'un sculpteur et d'une sage-femme, fut, par l'ordre des magistrats d'Athènes, empoisonné en buvant une coupe de ciguë. Cette plante, à grand feuillage divisé d'un assez beau vert, presque ornementale sur le milieu d'une pelouse, se trouve dans les lieux cultivés, les haies, les décombres, les buissons ; il faut vous en défier, et cependant combien est-elle appelée à rendre de grands services dans la thérapeutique, en poudre, en extrait ! On s'en sert souvent à très-petite dose et comme fondante contre le cancer, les scrofules, les engorgements, à dose graduée. Toutes les plantes vénéneuses ont leur usage en médecine, mais avec la plus grande prudence.

Je pourrais passer en revue toutes les familles des plantes médicinales qui composent mon Herbier et vous donner le principe thérapeutique de chaque espèce ; mais ce travail deviendrait trop étendu. Je me propose de le faire plus tard dans l'intérêt général, fruit de longues études approfondies dans l'administration des remèdes, et surtout dans l'usage des médicaments simples, plantes indigènes, qui me rendent de très-grands services dans ma pratique journalière. Seulement, ce que je désirerais, c'est qu'on rayât des ouvrages médicaux un seul mot qui fait considérablement de tort au jeune étudiant ou à la jeune étudiante ; ce mot, dis-je, à la suite de beaucoup de plantes dont, sans doute, on n'a pas voulu étudier les principes, ou plutôt pour diminuer le nombre des plantes de matière médicale et les remplacer par un nombre réduit d'extraits, d'alcoolats, de teintures, solutions concentrées, essences, etc., tout ceci pharmaceutiquement ou chimiquement parlant, enfin ce mot qui me déplaît s'appelle INUSITÉ. Que l'élève néglige son herbier au centre d'une grande ville comme Paris, c'est possible ; mais loin des centres, dans une petite commune, un village, un hameau, une douzaine de maisons, pas de pharmacien, pas de médecin : un herboriste ou une sage-femme en présence tout simplement de la nature. Une forêt, un bois, un champ, pouvoir y trouver tout ce qui peut être utile dans l'art de guérir ; eh bien, voilà mon art ! Croyez-vous aussi, en principe thérapeutique, que les extraits plus ou moins concentrés des plantes puissent avoir beaucoup plus d'action que les plantes en nature dans l'application sur nos organes, surtout intérieurement ? Mon opinion, je vous l'assure, est contraire. Car, suivant moi, je crois que la chlorophylle ou matière verte, contenue dans les plantes, joue un très-grand rôle pour donner le temps à la bile, aux liqueurs, aux eaux âcres de descendre et permettre leur expulsion dans un corps plus ou moins resserré, tandis que les extraits n'entraînent purement et simplement que ce qui se trouve en contact direct. Je ne m'étendrai pas plus, il y aurait trop à dire et je m'écarterais de mon sujet.

Une autre question : le public plus ou moins aisé à qui nous avons constamment à répondre, sachant lire, qui se soigne lui-même, ne veut de médecin qu'à la dernière heure ; possédant souvent de vieux bouquins même du XVe ou du XVIe siècle, il vient non pas vous demander un avis, mais la plante citée dans le livre. Vous lui répondrez : c'est INUSITÉ. Il ne vous croira pas et, dans un but de salut, fera tous les sacrifices pour obtenir sa plante. Que devez-vous faire ? Quelquefois, on a vu la croyance sauver l'être quel qu'il soit et en second lieu vous devez aussi considérer votre principe d'intérêt ; après tout c'est une plante, vendez-la, c'est de l'argetn. Combien de plantes tombées dans l'oubli dont les anciens faisaient un si fréquent usage! Voyez la première famille de mon Herbier, les Nostochinées, genre Nostoch commun, qui était indiqué comme anti-cancéreux, dans les ophthalmies et les enflures des pieds, l'accroissement des cheveux. Combien de médecins, pharmaciens et d'herboristes le connaissent? Peu... Combien de praticiens emploient les varecs vésiculeux et dentelé et autres qui forment ma deuxième famille, les Fucacées? on emploiera les sels de soude de varec et l'iodure de potassium. Combien de fois j'ai eu de bons effets de ces varecs, qu'on se procure facilement, dans leur application comme fondant contre les engorgements ganglionnaires! Je le répète, je pourrais passer en revue toutes les plantes de mon Herbier avec grand avantage pour tous les principes thérapeutiques des plantes et je crois que l'homme savant éprouverait à me lire un certain plaisir, le médecin et le pharmacien un certain intérêt, ainsi que l'herboriste désireux de vouloir y participer; en un mot, toutes les personnes de bien y ont un grand intérêt général ou particulier, et je crois, en terminant, avoir accompli un premier programme avec le plus grand désir de mieux faire toujours dans l'intérêt de la science et de l'humanité, auxquelles je suis appelée à consacrer tous mes instants.

Puissiez-vous agréer mon premier travail, susceptible de grandes améliorations, et en attendant je suis avec la plus haute considération,

Votre toute dévouée,

ALEX. BERTIN.

Sage-femme.

37868. — Vᵉˢ Renou, Maulde & Cock, R. Rivoli, 144, à Paris.

MAISON D'ACCOUCHEMENT

MLLE BERTIN

Maîtresse Sage-Femme, Professeur, élève de la Maternité, reçue par la
Faculté de Médecine et l'École de Pharmacie de Paris,

A l'honneur de faire part au public qu'elle vient d'ouvrir
et de joindre à son établissement une boutique de
Droguerie-Herboristerie et Plantes médicinales sèches
et vertes. — Tient aussi les Bandages en tous genres
et tout ce qui concerne son état.

SANGSUES AU COURS DE LA HALLE

CABINET MÉDICAL

Consultations tous les jours

PENSION DE DAMES ENCEINTES

Prend également des Pensionnaires pour le traitement des maladies
de Femme

A DES PRIX MODÉRÉS

ON TRAITE DE GRÉ A GRÉ — FACILITÉS POUR LE PAIEMENT

Se charge du placement des enfants. — Saigne et vaccine.

SE TRANSPORTE A DOMICILE

MLLE BERTIN

SAGE-FEMME ET HERBORISTE DE 1re CLASSE

Reçue par la Faculté de Médecine et l'École de Pharmacie de Paris

MEMBRE TITULAIRE

ET DAME PATRONESSE DE LA SOCIÉTÉ PROTECTRICE DE L'ENFANCE

SIÉGE DE LA SOCIÉTÉ

PARIS — RUE MAGNAN, 5

37868   V^{es} RENDU, MAULDE & COCK, R. Rivoli, 144, à PARIS.